LETTRE

ECRITE

AU SIEUR RENÉ-JACQUES

CROISSANT GARENGEOT,

MAÎTRE ÉS ARTS DE BOURGES,

Chirurgien Juré de Paris, Démonstrateur
Royal en matiére Chirurgicale, & Membre
de la Société Royale des Sciences de Londres.

AU SUJET DE LA NOUVELLE EDITION
de son Traité d'Opérations de Chirurgie.

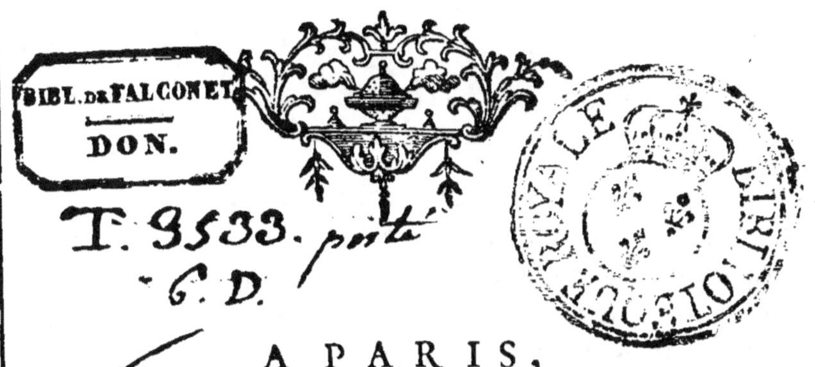

A PARIS,

De l'Imprimerie de CLAUDE J. B. HERISSANT,
ruë neuve Notre-Dame,
aux trois Vertus.

M.DCC.XXXI.

Avec Approbation & Privilége du Roy.

LETTRE

ECRITE

AU SIEUR RENE'-JACQUES CROISSANT GARENGEOT,

AU SUJET DE LA NOUVELLE EDITION de son Traité d'Opérations de Chirurgie.

ONSIEUR,

J'AI lû dans le dernier Ouvrage * que vous avez fait imprimer, une nouvelle Observation que vous regardez comme très-utile & très-judicieuse, qui contient la Relation d'une maladie dont je pris soin à l'Hôtel-Dieu de Paris en 1725, en étant pour lors un des Chirurgiens internes, sous la vûë de

* Traité d'Oper. Chir. tom. I. Observat. 19. p. 344. jusq. la p. 351.

A ij

Monſieur Boudou , Chirurgien en Chef de cet Hôpital.

Vous n'avez pas, je crois, été ſurpris de voir que cette Obſervation ait eû une petite place dans le dernier Journal des Sçavans, & qu'elle ait mérité d'entrer dans l'éloge qu'on y fait de la ſeconde édition de votre Traité d'Opérations : pour moi, je n'ai point lieu de douter que vous n'aiez voulu, dans ce petit Chef-d'œuvre, nous donner, à votre ordinaire, des preuves *ſignalées* de votre zèle, tant *pour le bien public* , que *pour la perfection de la Chirurgie*. S'il faut vous en croire, vous n'avez rien de plus à cœur, puiſque vous nous aſſurez que ces deux motifs *vous ont toûjours porté à dire hardiment ce que vous penſez*, & que vous vous faites même *un devoir pour l'utilité publique, de rapporter les mauvaiſes maniéres de pancer & d'opérer de pluſieurs Chirurgiens, & d'en faire connoître les fautes par des expériences plauſibles & convainquantes*; au-reſte, vous nous avertiſſez que *vous vous y prenez ſi honnêtement, & d'une maniére ſi générale pour redreſſer leurs défauts, que l'on ne ſçauroit vous taxer de violer la bienſéance & la charité que l'on ſe doit les uns aux autres*. Vous conviendrez ſans doute qu'il doit être permis à un chacun d'en agir de même à votre égard ; & l'on pourra dès-lors ſans craindre *de violer la bienſéance & la charité que l'on ſe doit les uns aux autres*, re-*dreſſer vos défauts*, pourvu que ce ſoit, comme vous dites, *d'une maniére générale*, c'est à-dire, en vous nommant ou en vous defignant du moins de façon que vous ne foiez pas méconnu ; c'est là toute la précaution que l'on doit prendre, fi l'on veut fuivre votre exemple. Ne croiez pas cependant que ce foit là mon deffein; ce feroit être trop hardi de vouloir *redreffer* celui *qui redreffe les autres*; j'effayerai feulement, & vous ne m'en ferez pas un crime, de me juftifier des reproches que vous me faites dans votre Obfervation. Je vais d'abord faire l'hiftoire de la maladie que vous y rapportez, je vous rendrai en même tems un compte exact de la maniére dont elle a été traitée, & nous examinerons enfuite ce que vous en dites.

Il y aura fix ans le 2 5 du mois d'Octobre prochain que le nommé Charles Grandin, Soldat aux Gardes Françoifes, de la Compagnie de Varennes, fut bleffé d'un coup de Tranchet * au bas ventre ; le lendemain aiant été tranfporté à l'Hôtel-Dieu, je le vis à l'heure du pancement, en préfence du Chirurgien major , & après l'avoir vifité nous trouvâmes une plaie tranfverfalle , fituée dans la partie poftérieure & moienne de la région lombaire, elle avoit environ 4. à 5. travers de doigts de longueur & s'étendoit profondement.

La profondeur de la plaïe, & la divifion

* Inftrument de Cordonnier.

que l'on remarquoit à l'extérieur nous auroit porté, si l'on s'en fut tenu-là, à la croire pénétrante; mais la résistance que l'on
sentoit au bout de la sonde, en la dirigeant
en tous sens, nous fit juger qu'elle ne pénétroit point : d'ailleurs, comme le fond de
la plaïe étoit étroit, & qu'il n'avoit au-
cune proportion avec l'entrée, cela nous
donna lieu de penser que la division exté-
rieure ne s'étoit trouvée étenduë à un point
si considérable, que dans la sortie de l'instrument, & que l'obliquité du coup pouvoit
avoir eû beaucoup de part à cette grande
division, aussi bien que la longueur du
trajet que l'instrument avoit dû parcourir,
pour pénétrer les muscles des lombes.

Si nous nous fussions borné à ces consi-
dérations, nous aurions traité cette plaïe
comme une plaïe simple; mais en faisant attention à l'hémorrhagie qui étoit survenuë
après la blessure, & au moien que le malade avoit mis en usage pour y porter remé-
de, nous crûmes devoir prendre un autre
parti, & la traiter comme une plaïe compliquée. Il nous parût que l'hémorrhagie avoit
été considérable, le malade aussi nous en assu-
ra, & il nous dit qu'il avoit essayé de l'arréter, en remplissant l'entrée de la plaie
d'un gros tampon de linge qu'il avoit dé-
chiré de sa chemise, car il étoit pour lors
sans aucun secours, & fut obligé dans cet

état de faire à pied près d'un quart de lieuë
pour se rendre chés lui, & se faire pancer.
Cependant le sang continua de couler, & il
est à présumer que l'agitation & le mouvement auquel le malade étoit exposé en
marchant, ne contribuérent pas peu à exciter l'hémorrhagie : Le tampon qu'il s'étoit
appliqué à l'extérieur de la plaie ne servit
qu'à donner une nouvelle route au sang,
en lui ôtant la liberté de s'épancher facilement au dehors ; cela l'obligea d'enfiler
le fond de la plaïe, & même de se faire jour
dans le tissu cellulaire du péritoine.

Cela nous détermina à faire suppurer cette
plaïe, à en dilater le fond, & l'entretenir
dilaté avec une Tente pendant quelques
jours, dans le dessein de ménager une issuë
libre au sang épanché ; la suppuration ne
tarda pas à s'établir, & le sang épanché ne
séjourna pas long-tems ; la Tente lui avoit
fraié un chemin qui en rendoit l'évacuation
aisée & abondante à chaque pancement.
A la Tente furent substitués des Bourdonnets très mols, applatis en forme de Plumaceaux, & garnis d'un fil : ils étoient couverts du digestif de l'Hôtel-Dieu. L'extérieur de la plaïe étoit pancé avec un Plumaceau à l'ordinaire.

Au bout de dix ou douze jours la suppuration étant devenuë loüable, & l'épanchement vuidé entiérement, l'avis du Chi-

rurgien Major qui ne difcontinua point fes foins pour le malade, fut de travailler à la réünion : On ceffa l'ufage des Bourdonnets, & l'on fe fervit à leur place de deux Plumaceaux minces, & qui étoient affez longs pour pouvoir s'étendre jufqu'au fond de la plaïe. Peu de tems après on ceffa auffi l'ufage du digeftif, & l'on cût recours au beaume verd : On fe fervoit dans le même tems des injections d'eau vulnéraire, pour deffécher & modérer peu à peu la fuppuration. L'on cût l'attention de diminuer les plumaceaux, de grandeur, à mefure que les chairs fe reproduifoient, & que le vuide de la plaïe diminuoit : On n'emploia enfuite qu'un plumaceau. On en vint enfin au point de fe contenter feulement des injections vulnéraires, & de quelques gouttes de beaume verd.

Les remédes généraux furent pratiquez felon les divers befoins que l'on cût d'y recourir ; & le malade a été guéri parfaitement en deux mois & quelques jours. Cependant il n'eft forti de l'Hôtel-Dieu qu'au bout de 84. jours, parceque je l'engageai à y refter encore quelque tems après fa guérifon, tant pour fe rétablir, que pour laiffer affermir la cicatrice de la plaïe, qui n'auroit pas manqué de fe rompre dans les exercices violens aufquels il étoit expofé dans fon travail. Telle a été, Monfieur, la méthode qu'on a emploié avec tout le fuccès poffible, & qui

est si défigurée dans votre Observation, qu'a-
peine y trouve-t'on quelque chose qui ap-
proche de la pratique que nous avons suivie.

Vous seriez-vous flatté qu'une Observation si peu fidéle, & quelques autres de même nature, pourroient embellir & donner
un nouveau lustre à un Traité d'Opérations
de Chirurgie, écrit d'après les leçons des
plus grands Maîtres ? Détrompez - vous,
Monsieur, ce qui faisoit le prix de la premiére édition de votre Livre, c'est qu'on y
reconnoissoit encore en plusieurs endroits la
doctrine & la pratique des habiles gens dont
vous aviez recuëilli les préceptes ; mais par
malheur pour le public, vous vous êtes en-
nuié de voir les éloges qu'ont mérité vos
Ouvrages passer rapidement à leurs sour-
ces, sans s'arréter à peine sur vous; vous
avez voulu, pour en partager la gloire, de-
venir Auteur dans vos propres Ecrits. De-
là sont venus les changemens & les augmen-
tations qu'on trouve dans votre seconde
édition, & qui altérent, ou déparent les
excellentes choses qui étoient moins défigu-
rées dans la premiére. Je suis fâché que vous
m'aiez mis pour ma justification, dans la né-
cessité de vous dévoiler, & de faire voir par
l'examen de votre Observation, que non-
seulement vous vous êtes écarté de la vérité, mais même de toute vrai-semblance.

Vous nous assûrez premiérement qu'on

A v

a négligé *de consulter*, dans la maladie dont vous faites l'histoire, *Monsieur Boudou* Chirurgien en chef de l'Hôtel-Dieu : c'est-là le premier moien dont vous vous servez pour donner quelque vrai - semblance aux faits que vous rapportez dans votre Observation : vous vous embarrassez peu de passer par-dessus l'ordre que l'on suit dans les Hôpitaux, comme si vous ignoriez qu'on y est obligé d'appeller le Chirurgien Major à tous les Blessez, & de lui representer les maladies de conséquence à chaque pancement, pour être assisté de ses avis, & travailler de concert au bien des malades. Nous conviendrons qu'il ne vous a pas été indifférent de prendre de telles mesures, pour conduire votre Observation à terme. Vous avez cru par là être en droit de la façonner à votre gré. Mais vous est-il permis d'en user si librement ? Recuserez-vous le témoignage de Monsieur Boudou qui atteste que la cure de cette maladie s'est faite sous ses yeux ? C'en seroit trop, Monsieur, vous vous rendrez ; mais votre premier dessein n'en sera pas moins blâmable.

Pour donner quelqu'ordre à votre Observation, vous la partagez en trois Parties, & chaque Partie renferme une méthode particuliére.

Je m'arrête d'abord à la description que

vous faites de la maladie ; vous prétendez
que *la plaie étoit pénétrante* ; vous avez même voulu en donner des preuves dans les
circonftances que vous ajoûtez au détail de
la maladie. Ce qui paroît le plus extraor-
dinaire , c'eft que les preuves que vous en
apportez ne ferviront qu'à faire voir qu'elle
ne pénétroit point ; vous ne cherchez pas
cependant à aggraver la maladie , en voulant
la faire paffer pour une plaïe pénétrante ;
& il y paroît bien , lorfque vous avancez
qu'elle n'étoit qu'une fimple divifion. C'eft fur
cela que vous infiftez le plus ; & afin que
l'on y faffe plus d'attention , ou , de crain-
te que l'on ne l'oublie , vous le repetez dans
la même phrafe : *de forte*, dites-vous, *qu'elle
ne repréfentoit qu'une fimple divifion tranfverfalle.* Si je ne craignois ici de vous humilier
un peu trop , je vous rappellerois aux premiers principes de la Chirurgie : *Cette plaïe,*
dites-vous, *pénétroit tous les mufcles des lombes , même le quarré, & le péritoine , mais
fans léfion des parties intérieures du ventre ;*
je vous demanderois fi ce que vous dites-
là eft fuffifant pour faire paffer cette plaïe
pour une fimple divifion , pour une plaïe fimple : vous vous fouviendriez peut-être d'a-
voir appris autrefois , que dans les plaïes du
ventre l'on ne s'arrétoit pas feulement à la
léfion des parties intérieures , pour en connoître la complication ; qu'elles peuvent en-

A vj

core être compliquées comme toutes les autres par leurs causes, par d'autres maladies,
& par les accidens qui les accompagnent ;
enfin qu'on ne les regarde comme simples ,
qu'autant qu'il n'y a qu'une indication pour
la guérison , ou qu'il ne se trouve pas d'ob-
stacle réel pour la réünion : il ne s'agiroit
plus après cela, que de se servir de ces principes & d'en faire l'application , & vous
verriez bien que la plaïe que vous caracté-
risez *de simple division*, de plaïe simple, ne peut
plus être regardée de la sorte, dès qu'elle s'est
trouvée accompagnée d'une hémorrhagie
considérable, qui a été suivie d'épanchement dans le tissu cellulaire des membrannes
qui bornoient la division. Vous convien-
driez aussi que cet épanchement nous don-
ne une autre indication que la réünion ; que
l'on devoit y avoir égard ; & que l'on pouvoit bien sans scrupule traiter cette plaïe
comme une plaïe compliquée.

Mais il seroit fort inutile d'en venir là ;
vous n'y prenez pas garde de si près , &
comme vous ne faites point mention d'hémorrhagie, vous en serez quitte pour dire
hardiment qu'il n'en est point arrivé ; l'on
n'hésitera pas un moment de s'en rapporter à vous : l'assiduité , sur-tout, que vous
avez eu à suivre la maladie dans tous ses
tems me fait bien croire que vous aurez
tout lieu de l'espérer ; & je serai obligé d'a-

voüer, qu'il faut que nous nous foions trompez, lorfque nous vîmes le malade couvert
de fang prefque de toutes parts : je con-
viendrai auffi que les mufcles des lombes,
n'ont point d'artéres affés fortes pour produire une hémorrhagie qui foit tant foit peu
à craindre ; que d'ailleurs, quoique le facré
& le facrolombaire aient été coupés en travers, dans leurs corps , & prefque totale-
ment, l'inftrument aura fçu refpecter les
vaiffeaux ; enfin que les artéres lombaires,
& leurs premiéres ramifications ne font
point du tout à appréhender vers leurs ori-
gines , & que la nature, à deffein, auroit bien
pû en changer la route.

Vous voiez, Monfieur, combien j'ufe ici
de ménagement, pour n'être pas obligé de
vous contredire ; encore tous mes efforts
deviennent-t'ils inutiles , vous en croirez
ce que vous voudrez ; mais pour vous dire
ce que je penfe, nous nous en tiendrons à
ce que nous avons vû ; d'autant plus que
ce que l'on peut avancer de plus favorable,
pour confirmer l'idée que vous vous étes
formée de cette plaïe , ne fert qu'à la détruire. Après tout il vous fuffira, pour donner le dernier coup de pinceau à votre def-
cription, pour achever de prouver que la
plaïe étoit *une fimple divifion qui ne deman-
doit que la réünion ,* d'ajouter *comme elle
auroit été par un coup de bayonnette.* C'en eft

bien aſſés pour la caractériſer, ou du moins pour l'annoblir. * *Ne faut - il que des comparaiſons qui aient une conſonnance irrévocable avec votre ſujet?* vous *les avez en main,* vous faites bien de les emploier.

Examinons à préſent votre première méthode: *Le malade eſt conduit à l'Hôtel-Dieu, & il fût,* dites-vous, *pancé avec une Tente.* Juſques-la, Monſieur, puis-je vous demander quel crime vous y trouvez? Le malade avoit perdu beaucoup de ſang, il avoit eſſaié de l'arréter, & l'on prévoit que la précaution qu'il a priſe, que ce qu'il a mis en uſage pour cela, a dû forcer le ſang d'enfiler le fond de la plaïe, & de ſe répandre en même tems dans le tiſſu cellulaire du péritoine. Ces circonſtances ne méritent-elles pas qu'on y faſſe attention? faudroit-il précipitamment tenter à réünir la plaïe, ſans s'embarraſſer du ſang épanché. Vous avouërez que cette pratique ſeroit pernicieuſe, ou tout au moins fort infructueuſe.

Dailleurs, ſi vous penſiez que le péritoine auroit pû s'oppoſer à l'épanchement, il ne ſeroit pas difficile de vous en diſſuader. Il ſuffiroit pour cela de vous remettre devant les yeux la ſtructure du péritoine, de vous faire conſidérer combien ſon tiſſu cellulaire ſe trouve ample, & ſes feuillets multipliez dans l'endroit qu'occupoit la plaïe,

* T. 1. p. 410.

au voisinage des reins , & de vous rappeller
ce qui arrive dans toutes les plaïes où l'on
veut arréter l'hémorrhagie par le moien de
la compression ; que lorsqu'on parvient seulement à boucher au sang quelques-unes de
ses issuës, il ne manque pas de s'emparer de
celles qui restent libres , & l'hémorrhagie
continue. Dans les fistules à l'anus, par exemple, l'on n'en a eû que trop souvent l'expérience , & la compression apparente n'a servi qu'à couvrir de grandes hémorrhagies sous
un appareil bien arrangé , pendant que le ca-
nal intestinal regorgeoit , pour ainsi dire ,
de sang. Le trombus dans les saignées pro-
vient aussi de la même cause , quand l'ouverture de la peau est assez petite pour refu-
ser au sang la liberté de sortir, les membrannes voisines lui donnent azile intérieure-
ment, il parvient facilement à s'y faire jour,
& il se forme une tumeur à l'instant. Dans
l'anévrisme faux l'épanchement arrive encore de la même maniére, il produit souvent des tumeurs monstrueuses, il s'étend
même quelquefois jusques dessous les Aponevroses, & les Aponevroses n'ont pas toûjours assez de force pour s'opposer à son
irruption & le tenir en respect.

Vous pourrez bien après cela convenir
avec nous que le péritoine ne doit pas avoir
plus de privilége que les autres membrannes, & que lorsqu'il arrive une hémorrha-

gie dans ſon voiſinage , l'on a raiſon de s'en
méfier , & de prendre quelques précautions ,
dans la vûë de faciliter l'iſſuë du ſang qui
s'y eſt épanché. Pour remplir cette indication dans la plaïe en queſtion , il falloit
commencer par dilater le fond de la plaïe
& en entretenir la dilatation ; l'on s'eſt ſer-
vi pour cela d'une Tente qui nous à paru
le moien le plus doux , le plus naturel , &
qui a réüſſi. Appellez-vous cela *être entou-
ſiaſmé de la longue Tente ?*

Au reſte ce n'eſt pas ſeulement la Tente
qui vous déplaît , vous voulez nous faire
un plus grand crime ; & pour être en droit
de nous condamner ſur le trop long uſage
de la Tente , vous avancez que *ce pancement
fut toûjours le même pendant ſix ſemaines.*
Vous n'étes pas fort ſcrupuleux , à ce qui
me paroît , vous ne faites point de façon de
prendre les jours pour les ſemaines. Le malade a été guéri en huit ou neuf ſemaines
au plus ; vous pourrez nous faire voir qu'on
en a emploié ſix à le pancer avec des Tentes ; & il ſeroit croiable qu'il eût pû guérir
ſi promptement , pendant qu'on auroit pris
le moien le plus ſûr pour retarder ſa guériſon , peut-être même pour s'y oppoſer
entiérement. Mais on ne ſe perſuade pas dans
le monde ſi aiſément , on veut au moins de
la vrai-ſemblance ; une autre fois vous y
réfléchirez , cela en vaut bien la peine.

Voions fi vous ferez plus heureux dans
ce que vous avancez enfuite : *Tous les affi-*
ftans, dites-vous, *avoient le déplaifir de voir*
qu'à peine le bandage étoit ôté, la Tente, ou pour
.mieux dire, la Cheville fortoit feule de la plaie,
& étoit fuivie d'un jet de pus affés fereux qui
faifoit l'arcade. Tous *les affiftans* pourroient
bien ici fe trouver réduits à un très-petit
nombre, *Tout* feul vous pourriez bien le
remplir, & avoir aufli *Tout* feul *le déplaifir*
de voir des faits fi furprenans dans une plaie
que vous dites être *pénétrante,* où vous ne re-
connoiffez point d'adhérence, & qui d'ailleurs
a été fuivie d'une heureufe guérifon. *Tous*
les affiftans pourront penfer, que lorfque les
plaïes du ventre font pénétrantes, le pus qui
s'épanche dans la capacité, ne tarde guères
à fe précipiter dans le baflin, ou à s'enga-
ger entre les circonvolutions des inteftins,
& qu'il eft toûjours très-difficile, pour ne
pas dire impoflible, que l'on parvienne à le
tirer de ce labyrinte, & le faire fortir au
dehors; qu'il faut aufli que l'épanchement
foit confidérable, pour que les matiéres épan-
chées puiffent partir *en jet & faire l'arcade*;
que dans ce cas le malade auroit mille fois
fuccombé fous un pareil fymptôme. *Tous*
les affiftans pourront *avoir le déplaifir de* vous
faire remarquer ici, en paffant, que vous vous
y prenez très-mal pour donner des preuves
que cette plaie étoit pénétrante.

Enfin voici votre héros qui paroît sur la scéne, *Ce Chirurgien fort méthodique, cet excellent Botaniste*, vous le faites entrer fort à propos pour vous seconder ; j'appréhende cependant, je vous en avertis, qu'il ne vous y rende un très-mauvais service. *Ce Chirurgien* aux Gardes, ou *Botaniste*, dites-vous, *venoit de tems en tems voir pancer ce blessé.* Autant que je puis me rappeller, il y venoit assiduëment tous les matins, excepté les jours de service, où il étoit occupé à râser sa Compagnie. Il eût beau *faire ses remontrances, & nous tourmenter* selon vous, il ne pût rien obtenir. Vous nous donnez à entendre par-là que ce Chirurgien des Gardes se rendoit assidu à voir pancer le malade, bien moins dans la vûë de s'instruire, que pour l'intérêt qu'il prenoit pour *ce soldat d'une Compagnie*, dites-vous, *commise à ses soins.* A vous dire vrai, j'aurois peine à le croire ; mais puisque vous nous en assurez, voions quel rapport nous y trouverons avec sa conduite.

Comment pourra-t'on s'imaginer, que s'intéressant pour le malade, & ne gagnant rien, comme vous le dites, *par ses remontrances, par ses sollicitations*, il ne se soit pas adressé au Chirurgien Major ? Il avoit tous les jours occasion de le voir, il a même eû l'honneur de lui parler plusieurs fois : après cela qui pourra penser qu'il ait eû la conftance de voir continuer de mauvaifes manœuvres? *Enfin la plaïe prend de jour en jour un plus mauvais train*, tout va de pis en pis, & pour y mettre ordre il ne s'agit que d'arrêter une feule fois le Chirurgien Major au lit du bleffé ; la bienféance l'a-t'elle empêché de prendre un parti fi jufte ? s'il n'ofoit pas le faire lui-même, y auroit-il eû le moindre inconvénient d'en charger quelques-uns de ceux qui approchoient du malade, amis, parens, ou le malade même?

Quoi, Monfieur, il eft poffible qu'un malade fe trouve dans une fituation fi fâcheufe, qu'il en coûte cependant fi peu pour chercher à le foulager, & qu'il n'y ait perfonne, pas même ceux qui s'y intéreffent, qui aient la charité de s'y emploier? Vous auriez bien dû au-moins alléguer quelque prétexte qui pût raifonnablement difpenfer d'un devoir fi naturel, *ce Chirurgien* zèlé pour un *Soldat commis à fes foins. Les affiftans* voient avec douleur une conduite extravagante, le malade en eft la victime, & vous, Meffieurs les connoiffeurs, vous n'en êtes pas touchés, vous n'appréhendez pas qu'on vous faffe reproche que vous en aiez été les tranquilles & cruels *fpectateurs.* Non, en effet je ne crois pas que vous aiez à craindre ce reproche; raffurez-vous; la fauffeté d'une Obfervation ne peut attirer à fon Auteur que la réputation d'Obfervateur peu fidele, & cela ne doit pas vous décourager. Tout le monde convient, vous le sçavez vous-même par expérience, qu'il est bien plus difficile d'observer que de copier.

Venons à la seconde partie de votre Observation. Y pensez-vous, de bonne foi ? vous commencez par m'honorer de la qualité *d'ancien Eléve* de Messieurs Mery & Thibaut, pouvez-vous traiter plus honorablement un Chirurgien que vous décriez d'ailleurs avec tant de feu ? Vous lui laissez un titre qui suffiroit seul pour le défendre contre toutes vos insultes. J'en serois surpris, n'en doutez pas, si je vous croiois d'accord sur le mérite de ces deux grands hommes, avec le public, & avec les Chirurgiens les plus éclairez. Mais vous avez beau en outrager la mémoire dans vos Ecrits, tous les efforts que vous faites pour l'outrager, ne serviront qu'à la faire respecter davantage.

Vous vous proposez dans cette 2. partie, de décrire une mauvaise méthode de pancer, & vous ajoûtez, *qui est encore fort en usage parmi les anciens Chirurgiens de cet Hôpital*; vous jugez à propos de faire part de votre mauvaise humeur *aux anciens Chirurgiens de cet Hôpital.* Cependant que vous ont-ils fait ? pourquoi les attaquer sans sujet ? le nombre en est grand, prenez-y garde, le mérite encore plus connu, & je crois que cette derniére raison auroit seule suffi à un homme sage pour lui imposer silence. Mais quoi, *parmi les anciens Chirurgiens de cet Hôpital*, vous n'en excepterez aucuns; vous n'épargnerez pas même Monsieur Boudou; il vous suffit que ce célébre Chirurgien ait succédé à Messieurs Mery & Thibaut, dans la place de Chirurgien Major de l'Hôtel-Dieu, & qu'il se soit élevé comme ses prédécesseurs au plus haut dégré de réputation, c'en est assés pour vous, il sera digne dès lors de votre censure, il faut que le mépris que vous portez pour une Ecole respectable dont vous n'avez pas eû le bonheur de profiter, & que vous connoissez peu, il faut que ce mépris odieux s'étende sur tous ceux qui se font gloire de s'y être formé, & même sur les chefs qui s'y sont rendus les plus recommandables.

Pour ne vous pas ennuier, je passe à l'éxamen de cette seconde méthode, & je commence par ce que j'y rencontre de vrai; car il faut vous rendre justice, quoique vous n'aiez pas fort à cœur de vous attacher à la vérité, cependant vous ne vous en écartez pas par tout également : mais sans mentir, cette complaisance ne vous dure guères, & vous sçavez bien-tôt vous ménager quelque retranchement où vous croiiez pouvoir en sûreté l'insulter, & l'outrager; ce que je trouve de vrai dans cette feconde métho de , & que je reconnois fans héfiter , c'eft l'ufage *de deux plumaceaux introduits dans la plaïe.*

Comment ne vous êtes-vous pas apperçû d'abord du ridicule que vous vous donnez à vous-même, en prétendant que cette mé-thode eft *mauvaife* & plus mauvaife que la premiére. *Si cette nouvelle manœuvre fait en-core plus fouffrir le bleffé* ; s'il eft vrai auffi , comme vous le dites , que de quitter les Tentes pour fe fervir de Plumaceaux, *ce foit changer fon cheval borgne contre un aveugle* , il faudra donc déformais rejetter les Pluma-ceaux, & avoir recours aux Tentes. Voila ce que l'on peut inférer naturellement, de votre beau proverbe , auffi bien que de vo-tre raifonnement ; jugez à préfent fi cela paroît bien fenfé.

Quoiqu'il en foit , je ne crois pas que vous vous foiez flatté que votre autorité feule, en blâmant notre méthode , pût avoir affez de poids pour appuier votre fentiment; du moins il ne me paroît pas fort difficile de nous juftifier.

En effet , lorfque la fituation & le ban-dage fe trouvent impraticables pour rappro-cher les lévres d'une plaie, & que d'ailleurs la future ne convient pas, n'eft-on pas for-cé dans ce cas de confier le foin principal de la réünion à la nature ? n'eft-il pas cer-tain que l'ouvrage du Chirurgien confifte

feulement à lui tendre les mains, & à l'ai-
der?

Penfez-vous à préfent que dans une grande plaïe du ventre, fituée dans la région
lombaire, & dans un lieu, quoique vous
en difiez, expofé au tiraillement à chaque
mouvement de la refpiration, l'on eût pû
donner une fituation affez favorable pour
rapprocher les parties dans toute l'étenduë
de leur divifion, & en même tems affez fûre
pour les maintenir éxactement dans cet état?
Le bandage, qui n'a pour point d'appui que
des parties molles, trouvera-t'il un point
d'appui affez folide pour vaincre la réfiftan-
ce des mufcles divifés, & les ramener malgré leurs efforts au point de pouvoir fe ral-
lier? Puifque ces deux premiers moiens nous
manquent, il faut donc néceffairement recourir au dernier, qui confifte principale-
ment à défendre la plaïe des injures de l'air,
& à y porter des remédes doux & balfami-
ques capables de donner de la foupleffe, &
d'allonger peu à peu les fibres divifées ; on
n'a rien pour y porter ces remédes, de plus
fimple & de plus convenable que les Plumaceaux ; croiez-vous réüffir en voulant faire paffer cette pratique pour *une nouvelle manœuvre, &c?*

En fecond lieu, ignorez-vous que lorfque les mufcles fe trouvent coupés en travers, & dans leurs corps, les deux parties

qui en réfultent après la divifion, en fe con-
tractant fe retirent vers leurs attaches , &
qu'ils s'écartent plus ou moins à proportion
de leur force , & de la grandeur de la divifion ? Que dans la plaïe en queftion la divifion étoit affez grande, & les mufcles affez
forts pour laiffer par l'éloignement de leurs
fibres divifées un vuide confidérable ?

Pour peu que vous réfléchiffiez fur cette
derniére raifon, vous comprendrez fans peine que l'on pouvoit fort à l'aife placer deux
Plumaceaux dans cette plaïe, vous devez
fentir auffi combien vous avez mauvaife
grace d'avancer qu'elle n'en pouvoit pas ai-
fément permettre l'entrée, ou qu'il falloit,
pour me fervir de vos termes , *les bourrer jufqu'au fond de la plaïe* , pour venir à bout de
les introduire.

Convenez donc que le fentiment que vous
expofez , & auquel vous vous efforcez de
donner du crédit contre une méthode fimple , ufitée , & qui dans ce cas étoit nécef-
faire ; convenez que ce fentiment bizarre de-
vient infoûtenable dès qu'on veut le déve-
lopper & lui oppofer en même tems quelques raifonnemens.

Que vous refte-t-il qui puiffe encore lui
donner quelque vraï-femblance ? *il couvrit,*
dites-vous, *deux longs Plumaceaux de fuppu-
ratif :* eft-ce-là, Monfieur, un nouveau trait de
votre pénétration, & de vos lumiéres? Quoi,

(25)

tant *de veilles, tant de foins, tant d'étude, tant*
d'expériences, tant *d'empreſſement, ſur-tout à*
fréquenter les Hôpitaux ; toutes ces heureu-
ſes diſpoſitions , ces grandes qualités dont
vous faites parade dans votre Préface, abou-
tiſſent enfin à nous laiſſer voir clairement
que vous ne ſçavez pas encore diſtinguer un
Digeſtif, le Digeſtif de l'Hôtel-Dieu d'a-
vec le Suppuratif. Le Digeſtif étendu ſur
du Charpy vous a paru approcher aſſez du
Suppuratif, vous vous y trompez; eſt-il juſte
que votre bévuë retombe ſur moi ?

Vous nous indiquez enſuite une nouvelle
maniére de pancer, ou d'introduire les Plumaceaux, qui mérite bien d'être remarquée.
C'eſt en ces termes que vous vous expliquez :
Et aiant poſé une de leurs extrémitez aux deux
angles de la plaïe, il les pouſſoit tous les deux
à la fois par le moien d'une Spatule , juſqu'à
ce qu'ils fuſſent au fond de la plaïe. Pour les
faire entrer aiſément & de compagnie, vous
prétendez qu'on les plaçoit aux deux angles, & vous choiſiſſez par préférence l'endroit le plus étroit & le plus ſerré de la
plaie : afin qu'on vous en crôie mieux, vous
ajoûtez , *Que la plaïe étoit dans ce tems-là*
beaucoup plus grande qu'au commencement ,
c'eſt-à-dire, qu'elle avoit tout au moins
quatre travers de doigts de longueur. Croira-t'on, dans ces circonſtances , *qu'en poſant*
une des extrémitez de ſes Plumaceaux aux deux

angles de la plaïe, *l'on pût les pouſſer tous les deux à la fois par le moïen d'une Spatule*, tandis que les extrémitez par leſquelles il falloit les introduire ſe trouvoient néceſſairement éloignées de quatre travers de doigts; vous auroit-il plus couté, puiſque vous convenez qu'on *les pouſſoit à la fois*, de dire que l'on poſoit l'une des extrémitez de chaque Plumaceau vers le milieu de la plaïe? il eſt vrai que vous n'auriez pas pû traiter cette méthode *de nouvelle manœuvre qui faiſoit encore plus ſouffrir le bleſſé*; mais auſſi vous auriez été plus *ſatisfait*, on n'auroit pas eû tant *à retrancher* dans votre obſervation, on n'auroit pas été à la peine de vous renvoier le ridicule de *cette nouvelle manœuvre*.

Encore ne vous ſuffit-il pas de ſubſtituer ici vos nouveautez, vos mauvaiſes manœuvres, vous prenez auſſi la précaution d'omettre ce qui a le plus contribué à la guériſon du malade; vous ne jugez pas à propos de faire mention du Beaume verd, & des Injections vulnéraires que l'on emploioit dans le même tems. A vous dire ce que je penſe, vous n'auriez rien omis, ſi vous aviez cru que tout eût été également propre à votre deſſein, & vous faites bien d'abandonner ce que vous déſeſpérez d'empoiſonner. Il vaut bien mieux dire, *Que la plaïe après trois mois de pancement*, c'eſt-à-dire, lorſqu'elle fut entiérement guérie, *reſſembloit à*

une grande caverne exactement ronde , *dont les
bords étoient durs & enfoncez :* que *le mauvais
état* où la plaïe se trouvoit réduite pour avoir
été pancé *avec deux Plumaceaux longs ,* nous
obligea d'avoir recours à *une colomne de Bourdonnets gros & durs* pour corriger sans doute la méthode précédente. Vous terminez
cette seconde partie dans le même goût, &
aussi réguliérement que la premiére, & vous
dites : *Cette façon de pancer avec les Plumaceaux
dura encore six semaines.*

Mais, Monsieur, *cette façon* d'étendre vos
méthodes, & d'allonger la maladie, durera-
t'elle encore long-tems ? vous croiez apparemment qu'il importe peu de se borner au
tems qu'on a emploié à la guérir, ou bien
parceque vous vous proposez de faire une
piéce en régle, & partagée en trois actes,
vous aurez droit de la travailler à votre gré,
& d'en suspendre le dénouëment jusqu'au
terme ordinaire : vous faites un présent de
cette Piéce au Public , pouvez-vous vous
flatter qu'il la jugera digne de son attention,
quand il la verra dépoüillée de son principal ornement, qui est la vérité, & qu'il sçau-
ra que c'est le fruit d'une mémoire très-in-
fidelle, & qu'elle n'est fondée que sur des
rapports de mauvaise foi ? Vous vous hazar-
dez à faire la relation d'une maladie, sans
presque en avoir de connoissance ; est-il tems
après de chercher à vous instruire ? Vous

avez appris, & je ne m'en suis point caché,
que j'avois eû le bonheur de découvrir le
malade, quoique je l'eûs entiérement perdu
de vûë depuis sa guérison. Ce malade me
rend un témoignage favorable, il nous re-
préfente qu'il a compté exactement jour
pour jour le tems qu'il a féjourné à l'Hôtel-Dieu, & qu'il en eft forti parfaitement
guéri au bout de quatrevingt-quatre jours,
y compris le tems qu'il a emploié pour fe
rétablir : il l'attefte par fa fignature. Cette
nouvelle vous met en mouvement, & vous
faites mander le malade chez votre Bota-
ñifte : fon aveu fans doute vous a fait ouvrir les yeux , vous devez avoir connu
votre faute ; mais comment pouvez-vous la
réparer ? le Public ne fe paie que de bonnes
raifons ; il eft bien vrai que vous pourrez lui
dire ici, fans craindre de mentir , que les
remarques que je vous fais, * *font des faits
qui vous font venus trop tard*; mais vous ferez
mal reçu , & il pourra bien penfer que c'eft
votre Hiftoire qui eft *venu trop* tôt, & que
vous auriez bien fait de la fupprimer.

Mais ne fupprimez pas pour cela le Certificat que votre Botanifte a tiré du malade
fur fon affiduité aux pancemens; fi vous vous
en étes fait donner un pareil, joignez-le au
fien, gardez-les tous deux pour vous en fer-

* Excufe dont l'Auteur couvre un de fes lar-
cins. Pref. p. xviij.

vir, c'eſt peut-être la ſeule reſſource qui vous reſte à l'un & à l'autre pour faire croire que vous aiez vû la maladie ; vous aurez beau vanter les grands éclairciſſemens que vous aurez tirés du malade , dans la lectu-re de votre Obſervation, les recherches que vous avez faites, le livre à la main , ſur la cicatrice de ſa plaie , il faudra toûjours en revenir à ſon Certificat : ce Certificat eſt votre unique reſſource.

Nous allons jetter la vûë, en paſſant, ſur la derniére partie de votre Obſervation ; je doute que vous lui aiez lû ; votre méthode l'auroit certainement effraié , & il n'auroit pas eû la conſtance d'en enviſager ſeulement l'appareil.

En effet, vous ne lui préparez encore que *des doubles Plumaceaux à pouſſer à la fois par les angles de la plaïe, des colomnes, des pira-mides de Bourdonnets par demi-douzaine, gros & durs, tous couverts de ſuppuratif, liés ſé-parément, qu'il faudra conduire ſcrupuleuſe-ment, en ſorte que l'un ſuccéde à l'autre, juſ-qu'à ce que la plaie ſoit remplie entiérement, & bourrée juſques dans ſon fond , peut-être en-core des Tentes, des Chevilles, des Coins, & tout cela ſervira à dilater la plaie encore pen-dant trois ſemaines, parcequ'elle ſuppure, à la garantir du mauvais air, parceque le mauvais air fait conſidérablement ſuppurer ; cela pourra de plus, ajoûtez-vous, abſorber toute la pourri-ture.*

Ne remarquera-t'on pas combien vous
vous ménagez peu ici, sans même vous en
appercevoir ? Trouvera-t'on seulement la
moindre vrai-semblance dans tout ce que
vous avancez dans cette derniére partie ?
Croira-t'on, par exemple, *qu'en remplissant,
en dilatant, ou bourrant la plaïe d'une demi-
douzaine de Bourdonnets, gros & durs*, on fût
plus heureux qu'en *se servant de deux Plumaceaux longs* ; que l'on trouvoit le secret
de diminuer la grandeur de *cette plaïe qui
ressembloit pour lors*, à ce que vous dites, *à
une grande caverne*, d'en changer *la figure
qui étoit exactement ronde*, de détruire les ca-
losicez *des bords qui étoient durs & enfoncez* ?
Croira-t'on que ce fût-là un moien de se rendre aux sollicitations de la nature, de faire
naître une cicatrice, ou de *voir les bords de la
plaie qui étoient très-enfoncez, commencer beaucoup à se cicatrizer, & chercher vers son fond
un appuy solide* ? N'est-ce pas là plûtôt nous
offrir de nouvelles matiéres pour confirmer
l'idée que nous avons déja donnée de votre
Observation ? *Il est étonnant*, continuez-
vous, *de voir quel fût alors le progrès de la
guérison :* on n'eût plus besoin *que d'un Plumaceau : la plaïe fût entiérement guérie en cinq
ou six jours ;* enfin *la cicatrice se trouva presqu'au niveau de la plaïe.*

Nous vous dirons à présent que tout *se
trouve presqu'au niveau* dans votre Observa-

tion, tout s'y foûtient dans le même ordre, tout y eft *prefqu'*également mauvais ; fi cela vous *fait de la peine, nous vous avertiffons ici,* à votre exemple, *que notre intention n'eft point de vous en faire,* je ne crois pas de plus que vous aiez lieu de vous fâcher contre moi, vous vous rendrez juftice, & vous verrez que vous ne pouvez vous en prendre qu'a vous-même : vous ne deviez pas vous imaginer que pour avoir un légére teinture d'une maladie, il vous fût permis d'en faire une Obfervation, ou plûtôt *un roman* ; de fuppléer ce qui vous manque pour l'Hiftoire de la maladie ; de doubler le tems que l'on a emploié à la guérir ; d'exagérer par-tout ; de forger des méthodes ; de m'appliquer ce que vous inventez de mauvais, pour vous ériger en Cenfeur, & vous en faire honneur dans le public. Il ne falloit pas *me dépeindre* felon votre caprice, & en emploiant les premiéres couleurs qui vous font venuës à la main, je n'aurois pas été obligé d'expofer le tableau au jour, & de vous faire remarquer ce que j'y trouve de défectueux.

Pour n'en pas dire d'avantage, fi avant de compofer votre Obfervation, vous *aviez lû quelques bons Livres de Chirurgie,* l'on fe feroit du-moins apperçû que vous auriez profité des confeils que vous donnez aux autres, & j'aurois eû la fatisfaction de voir que vous ne vous feriez pas borné à la fpe-

culàtion dè votre précepte, *Que la meilleure pratique consiste d'abord à être instruit de la
nature de la maladie, &c.* vous auriez trouvé le moien de le mettre en pratique, & il
n'en auroit pas fallu davantage, non-seule-
ment pour vous piquer d'exactitude & dé
fidélité à caractérifer la maladie que vous
vous ingérez de rapporter, mais encore pour
nous donner une meilleure idée de votre expérience. Votre Obfervation auroit peut-
être été plus conforme à l'éloge que vous
en faites dans votre Préface, lorfque vous
dites: *Nos Hiftoires ne font que de fimples narra-
tions, nos Réflexions ne tendent qu'à exciter
les jeunes Chirurgiens à fe perfectionner de plus
en plus, à quitter les mauvaifes méthodes, &
à porter les Commençans à graver dans leur
efprit une Chirurgie qui foit toûjours foutenuë par
des raifons évidentes, &c.*

En un mot, fi vous aviez eû quelque con-
fidération pour Monfieur Boudou, Chirurgien en chef de l'Hôtel-Dieu, vous vous feriez bien donné la peine de lui communi-
quer votre deffein, de *le confulter* fur un
fait qui s'eft paffé fous fes yeux. Croiroit-
t'on qu'un homme de bonne foi pût fe difpenfer d'un devoir fi légitime ? eft-ce que
vous penfez en être quitte pour le citer avec
quelqu'éloge, en voulant faire accroire que
nous avons négligé *de le confulter* ? vous
vous étes imaginé apparemment qu'on fe

trouveroit bien dédommagé par l'échange que vous nous donnez.

En effet, la préférence dont vous honorez ce Chirurgien des Gardes, n'est-elle pas bien juste? *ses avis, ses remontrances, ses sollicitations*, tout cela n'est-il pas bien placé? enfin, pour ne pas confondre ce *Botaniste* dans une foule de Chirurgiens zèlez pour leur profession, qui viennent s'instruire dans les Hôpitaux, soit par amitié, soit pour récompenser quelque service important, vous jugez à propos de le traiter *d'un assistant plus éclairé & plus habile que moi.* Je n'ai plus rien à vous dire, Monsieur, comme vous avez commencé par les injures, il est bien juste que vous finissiez de même; vous auriez b en dû sçavoir cependant qu'il n'y a rien de si misérable que d'en venir à de telles extrémitez.

Croiez-vous après tout qu'on vous jugera bien capable de donner ici les rangs? N'estimerez-vous un Chirurgien qu'autant qu'il aura exercé comme vous sous quelque *fameux Opérateur de Province*, qu'il aura fait des courses *dans plusieurs Villes, dans quelques Hôpitaux, & sur Mer?* faites-en tant de cas que vous voudrez, mais cela n'empêche pas que l'on ne sçache qu'il y en a un grand nombre qui à la sortie d'un pareil apprentissage n'en sont guères devenus plus habiles. Au-reste, l'on ne se croira pas obligé de se

conformer à vos fentimens , on ne fe fera
pas même un crime d'eftimer la plûpart des
Chirurgiens d'Hôpitaux autant que vous af-
fectez de les méprifer. *Oüi, malgré* vos pré-
tenduës *expériences plaufibles , convainquantes , conftantes , & irrévocables,* vous *appren-
drez* que vous étes très-mal fondé à les tra-
veftir en mauvais Praticiens, à dire que *la
plûpart employent les trois* mauvaifes *méthodes de pancer* que vous avez décrites dans
votre Obfervation.

Si vous vous étiez borné à déclamer contre l'ufage des Tentes, à apprendre aux jeunes Chirurgiens qu'elles font fouvent per-
nicieufes lorfqu'on les emploie par *habi-
tude,* par *entêtement,* ou par *routine* : Tout
le monde approuveroit votre deffein : perfonne même n'ignore que dans un Hiftoire que vous faites dans vos Ouvrages, d'u-
ne maladie qui vous avoit été confiée, vous
n'aiez affez fait connoître l'abus de cette
méthode, l'expérience fatale que vous en
avez eû, auroit bien pû fuffire pour faire
concevoir que l'on ne doit jamais s'en fervir mal à propos ou fans néceffité. Auriez-
vous cru pouvoir mieux réüffir dans votre
Obfervation , où vous n'expofez que des
faits chimériques? ou plûtôt, ne vous feriez-
vous pas repenti d'avoir publié la pratique que vous avez fuivie dans la maladie
que vous rapportez ? Quoiqu'il en foit ,

vous ne faites point de façon de me l'attri-
buer, pour vous faire une compagnie, &
pour avoir occasion de me traiter dans dif-
férens endroits de vos Ouvrages comme
vous avez pû mériter de l'être. Je me suis
bien apperçu que l'Histoire de cette maladie est proprement le canevas qui vous a
servi pour composer votre nouvelle Observation ; il ne vous en coûte pour la déguiser, que de changer votre Pere en *Botaniste*, un Recolet en *Soldat aux Gardes*, &
de faire présent de votre rôle à un de vos
Confreres. Pour que l'on en puisse juger, je vais
rapporter cette Histoire telle que vous l'a-
vez écrite en premier lieu dans la premiére
Edition * de votre Traité d'Opérations.

„ Un Recolet de Vitré, petite Ville de
„ la haute Bretagne, fut attaqué d'un Ab-
„ cès enkisté à la poitrine ; cet Abcès avoit
„ rongé la lame externe de la plevre, & vint à
„ s'ouvrir de lui-même au-dehors. Feu mon
„ pere, *dites-vous*, aggrandit l'ouverture,
„ en mettant dedans l'Abcès une Sonde ca-
„ nelée, & coupant dessus sa canelure, la
„ peau & les muscles intercostaux avec un
„ Râsoir, comme c'étoit sa coûtume. Je
„ pançai le malade environ durant six se-
„ maines ou davantage, toûjours avec une
„ grosse Tente, comme elle m'étoit pres-
„ crite par mon pere : on y mit ensuite une

* T. 1. p. 441.

(36)

„ canule, & le malade resta fistuleux.

Il ne s'agit pour rendre cette Histoire complette que d'y joindre , puisque
votre malade n'est point guéri , ce que
vous avez emploié de trop dans la seconde façon dont vous l'avez racontée, je
veux dire , dans l'observation que nous
venons d'examiner, & l'on verra combien
vous étes habile à déguiser vos Observa-
tions. *Parmi* un grand nombre *d'exemples que
je pourrois citer,* & qui feroient preuve de
votre habileté à travailler dans ce nouveau
goût, *c'en est bien-là un des plus signalez.*

Vous vous doutez bien, Monsieur, que
ce n'a pas été sans me *faire une* extrême *vio-
lence* que j'ai pû me résoudre *à rapporter cette
Histoire, & je l'eus passé sous silence , si elle
n'avoit pas renfermé* vos propres *méthodes ,
des faits constants & irrévocables* qui pourront vous autoriser à dire que *vous étes un
de ceux qui ont combattu avec vigueur contre
les Tentes.* Vous devez être persuadé de même que ce n'est pas avec moins de chagrin
que je me suis déterminé à produire cette
Lettre. Je n'ai pû me dispenser, & vous en conviendrez , de rendre ma justification publique, puisque vous m'attaquez publiquement;
d'ailleurs elle pourra être utile, en ce qu'elle
épargnera à chaque Lecteur l'examen de votre Observation , à laquelle le Journaliste
renvoie , comme à un échantillon par le-

quel on doit juger de la perfection que vous venez de donner au dernier Ouvrage que vous avez fait imprimer.

Une autre fois, Monsieur, quand vous serez animé d'un vrai zèle pour *le bien public*, j'espére que vous y pourrez travailler utilement, sans y sacrifier la réputation d'aucuns de vos Confreres : c'est par des voies honnêtes & légitimes qu'on peut se flatter d'y parvenir, vous les préfererez sans doute, & l'on n'aura plus pour lors qu'à se loüer de vous. Je suis, &c.

APPROBATION
des Censeurs Royaux.

J'Ai lû par ordre de Monseigneur le Garde des Sceaux, un Manuscrit intitulé : *Lettre écrite au Sieur Croissant de Garengeot, &c.* & je n'y ai rien trouvé qui empêche d'en permettre l'impression. Fait à Paris le 26. Août 1731.

WINSLOW.

J'Ai lû par ordre de Monseigneur le Garde des Sceaux, un Manuscrit qui a pour Titre, *Lettre écrite au sieur de Garengeot, &c.* je n'y ai rien trouvé qui puisse empêcher d'en permettre l'impression. A Paris le 30 Août 1731.

PETIT.

leur foit fait aucun trouble ou empêchement. Voulons que
la Copie defdites Préfentes qui fera imprimée tout au long
au commencement ou à la fin dudit Livre , foi foit ajoû-
tée comme à l'Original : Commandons au premier notre
Huiſſier ou Sergent de faire pour l'éxécution d'icelles , tous
actes requis & néceſſaires , ſans demander autre permiſſion ,
& nonobſtant Clameur de Haro , Charte Normande , &
Lettres à ce contraires : Car tel eſt notre plaiſir. Donné
à Paris le vingtiéme jour de Septembre , l'an de grace 1731
& de notre Regne le dix-ſeptiéme. Par le Roi en ſon
Conſeil.

C H U P P I N.

Regiſtré ſur le Regiſtre de la Chambre Roiale & Syndicale des
Libraires & Imprimeurs de Paris , N. 238. Fol. 225. confor-
mément au Réglement de 1723. qui fait défenſes , art. IV. à
toutes perſonnes de quelque qualité qu'elles ſoient autres que les
Libraires & Imprimeurs, de vendre , débiter & faire afficher au-
cuns livres pour les vendre en leurs noms , ſoit qu'ils s'en diſent
les Auteurs ou autrement , & à la charge de fournir les Exem-
plaire preſcrits par l'article CVIII. du même Réglement. A
Paris le 12. Novembre 1727.

L E M E R C I E R , *Syndic.*